NOUVELLE QUESTION

DE

MÉDECINE LÉGALE

RELATIVE

AU DÉLIT DE SUPPOSITION DE PART,

Question agitée *pour la première fois* à l'École de Médecine de Paris, en juin 1833.

PAR

M. PELLASSY DES FAYOLES,

DOCTEUR EN MÉDECINE DE LA FACULTÉ DE PARIS,

MEMBRE DU CONSEIL DE SALUBRITÉ DE L'ARRONDISSEMENT DE MEAUX.

Le domaine de la médecine légale n'a point de limites absolues ; il est essentiellement progressif et susceptible d'être modifié ou de s'accroître sous l'influence d'élémens nombreux et variés.

N. J. P.

PARIS,

JUST ROUVIER ET E. LEBOUVIER, LIBRAIRES,

RUE DE L'ÉCOLE DE MÉDECINE, 8.

—

1838.

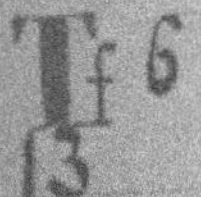

NOUVELLE QUESTION

DE

MÉDECINE LÉGALE.

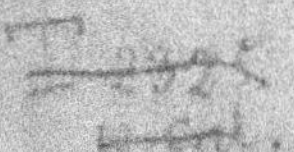

IMPRIMERIE DE GUÉDON,
A LA FERTÉ-SOUS-JOUARRE.

NOUVELLE QUESTION

DE

MÉDECINE LÉGALE:

« L'INTRODUCTION D'UN PLACENTA ET DE SON CORDON DANS LES PARTIES GÉNITALES DE LA FEMME EST-ELLE POSSIBLE HORS LE TEMPS DE L'ACCOUCHEMENT? ET PEUT-ELLE, DANS CERTAINS CAS, FAIRE SUPPOSER UN ACCOUCHEMENT RÉEL? »

PAR

M. PELLASSY DES FAYOLES,

DOCTEUR EN MÉDECINE DE LA FACULTÉ DE PARIS.

Le domaine de la médecine légale n'a point de limites absolues; il est essentiellement progressif et susceptible d'être modifié ou de s'accroître sous l'influence d'élémens nombreux et variés.

N. J. P.

PARIS,

JUST ROUVIER ET E. LEBOUVIER, LIBRAIRES,

RUE DE L'ÉCOLE DE MÉDECINE, 8.

—

1838.

INTRODUCTION.

Dès le mois de juin 1833, la Question qui fait le sujet de cet Ouvrage, fut, pour la première fois, agitée par moi, à l'École de Médecine de Paris. Je n'avais remarqué nulle part qu'elle eût attiré l'attention des nombreux auteurs, tant anciens que modernes, qui ont écrit sur les accouchemens ou sur la Médecine légale. Cette Question est donc *nouvelle*, et, à ce titre, je réclamerai pour elle toute l'attention des Médecins et des Jurisconsultes.

Sans doute je ne puis, dans les bornes étroites de cet opuscule, donner à ce sujet tout le développement dont il est susceptible, mais au moins j'aurai semé une idée dans le champ déjà si vaste et si savamment exploité de la Médecine légale; d'autres pourront en féconder le germe, le développer et le présenter avec toutes ses applications légales.

1.

AVANT-PROPOS.

Depuis 1772, dans un laps de temps de soixante-six années, aucun fait bien patent de *supposition de part* ne parait avoir, sinon existé, du moins occupé le public et les tribunaux.

Un fait *tout récent* s'étant passé *à Paris*, la ruse, deux fois tentée, fut découverte, et la femme et la sage-femme, sa complice, furent arrêtées *le 30 juin dernier*.

Les débats de cette affaire viendront très-prochainement faire sentir à tous l'importance d'une question si négligée et comme oubliée ou refoulée jusqu'à ce jour : et pourtant des intérêts immenses, nombreux et variés ressortent de cette question, aussi bien pour les peuples que pour les familles; car tout ce qui est illusoire, tout ce qui est ruse ou déception, tout ce qui n'est pas la formule exacte et vraie du bien général, tend à saper dans sa base l'ordre moral, social et politique. Alors la foi et les croyances sont heurtées, ébranlées; le doute traine à sa suite l'esprit d'examen, d'investigation; la pensée se réveille, s'insurge; les forces morales s'organisent pour la réforme : mais à côté du flambeau qui éclaire, s'agite la torche qui embrase, qui dévaste.

Je diviserai mon travail en trois parties. Dans la *première*, j'établirai que des femmes peuvent, dans de nombreuses circonstances que j'indiquerai, simuler la grossesse et l'accouchement, et se rendre coupables de substitution ou de supposition de part; dans la *seconde*, l'organisation des voies génitales chez la femme sera exposée succinctement. Je rappellerai ses maladies en général, et particulièrement les lésions ou affections qui nécessitent l'introduction et le séjour plus ou moins prolongé dans le vagin de divers corps étrangers, chargés ou non de substances médicamenteuses. Après avoir parlé de la configuration et du volume de ces corps, il sera fait mention des diverses causes de relâchement, et des moyens naturels ou mécaniques de dilatation continue et graduée du vagin, de la formation, du séjour ou de l'introduction de certains corps dans cette partie, et de leur sortie spontanée, accidentelle ou provoquée; le volume, les dimensions de ces divers corps, seront comparés à ceux du placenta. De ces considérations, et de quelques expériences qui me sont communes avec le docteur *Benjamin Voisin*, je conclurai à la possibilité de l'introduction d'un délivre dans le vagin hors le temps de l'accouchement. La *troisième partie* comprendra : 1° l'indication des divers états morbides qui peuvent faire supposer la grossesse ou même un accouchement récent ; 2° la distinction des signes qui caractérisent la vraie grossesse, et de ceux qui pourraient la faire supposer ; 3° les divers stratagèmes que peut employer la femme pour simuler une grossesse et un accouchement récent ; 4° enfin les moyens d'investigation propres à éclairer, dans les cas obscurs, douteux ou difficiles, et à faire découvrir la supposition de part, et les règles *invariables* de prudence et de circonspection à suivre *en général* par l'accoucheur.

NOUVELLE QUESTION

DE

MÉDECINE LÉGALE :

« L'INTRODUCTION D'UN PLACENTA ET DE SON CORDON DANS LES PARTIES GÉNITALES DE LA FEMME EST-ELLE POSSIBLE HORS LE TEMPS DE L'ACCOUCHEMENT ? ET PEUT-ELLE, DANS CERTAINS CAS, FAIRE SUPPOSER UN ACCOUCHEMENT RÉEL ? »

PREMIÈRE PARTIE.

Pour la multitude l'artifice est tout.

ARTICLES DU CODE CIVIL. — *Exemple et punition d'un délit de supposition de part, en 1772. — Circonstances dans lesquelles les femmes ont intérêt à simuler la grossesse et l'accouchement.*

Les dispositions législatives qui peuvent porter les femmes à simuler la grossesse et l'accouchement sont les suivantes :

1° *Code civ.*, art. 144. « L'homme avant dix-huit ans révolus et la femme avant quinze ans révolus, ne peuvent contracter mariage, sauf les dispenses d'âge qu'il est loisible au roi d'accorder pour des motifs graves. »

Ainsi, pour obtenir cette permission ou dispense, une fille qui n'a pas encore quinze ans pourra se dire enceinte, ou bien, feignant un accouchement, se dire au moment de la délivrance.

2° *Code civ.*, art. 185. « Le mariage contracté par des époux qui n'avaient point encore l'âge requis, ou dont l'un d'eux n'avait point atteint cet âge, ne peut plus être attaqué 1° lorsqu'il s'est écoulé six mois depuis que cet époux ou les époux sont mariés, ou ont atteint l'âge compétent; et 2° lorsque la femme qui n'avait point cet âge a conçu avant l'échéance de six mois. »

Dans ce cas encore, la femme qui désire rester mariée pourra se dire enceinte ou même accouchée.

3° *Code civ.*, art. 203. « Les époux contractent ensemble, par le fait seul du mariage, l'obligation de nourrir, entretenir et élever leurs enfans. »

4° *Code civ.*, art. 762. « La loi n'accorde que *des alimens* aux enfans adultérins ou incestueux. »

Ainsi, pour gagner ces alimens, une femme peut se dire enceinte.

5° *Code pénal*, art. 357. « Dans le cas où le ravisseur aurait épousé la fille qu'il a enlevée, il ne pourra être poursuivi que sur la plainte des personnes qui, d'après le Code civil, ont le droit de demander la nullité du mariage, ni condamné qu'après que la nullité du mariage aura été prononcée. »

Or, comme d'après l'art. 185 du Code civil, déjà cité, le mariage ne peut plus être attaqué lorsqu'une fille mineure a conçu avant l'échéance de six mois, il est certain que cette fille pourra avoir le plus grand intérêt à simuler un accouchement avant terme.....

6° *Code civ.*, art. 340. « La recherche de la paternité est interdite. Dans le cas d'enlèvement, lorsque l'époque de cet enlèvement se rapportera à celle de la *conception*, le ravisseur pourra être, sur la demande des parties intéressées, déclaré père de l'enfant. »

Une fille, dans cette circonstance, pourra, si un intérêt majeur l'y pousse, simuler la grossesse et l'accouchement neuf mois après l'époque de son enlèvement, afin de faire déclarer son ravisseur père de l'enfant.....

7° *Code civ.*, art. 272. « L'action en divorce sera éteinte par la réconciliation des époux, survenue soit depuis les faits qui auraient pu autoriser cette action, soit depuis la demande en divorce... » ou en séparation de corps et de biens.

Or, la meilleure preuve que l'on puisse donner de la réconciliation, c'est la grossesse ou l'accouchement.....

8° *Code civ.*, art. 906. « Pour être capable de recevoir entre vifs, il suffit d'être conçu au moment de la donation. »

« Pour être susceptible de recevoir par testament, il suffit d'être conçu à l'époque du décès du testateur. »

Ainsi, dit M. *Orfila*, une femme qui vient de perdre son mari peut simuler la grossesse pour garder les biens qu'il a laissés.

9° *Code civ.*, art. 725. « Sont incapables de succéder : 1° celui qui n'est pas encore conçu; et 2° l'enfant qui n'est pas né viable. »

10° Dans le mariage, un enfant est légitime lorsqu'il naît du cent quatre-vingtième jusqu'au trois centième jour inclusivement, après le décès du père. »

11° *Code pénal*, art. 345. « Les coupables d'enlèvement, de recélé, de suppression, substitution d'un enfant à un autre, ou de supposition d'un enfant à une femme qui ne serait pas accouchée réellement, seront punis de la réclusion. »

Cette peine me paraît être en proportion bien inférieure à la gravité du délit.

En 1772, temps auquel le défaut de publicité ne pouvait que favoriser la fraude et la rendre plus fréquente, en la laissant passer inaperçue et impunie, on voit cependant que le Châtelet de Paris infligea la peine du bannissement à une fausse mère, et celle d'une amende à une sage-femme complice de sa fourberie. Mais, à côté de ce fait dévoilé, que d'autres restés probablement ignorés, ou ensevelis dans l'oubli, par des raisons que la vérité, la justice, la morale, *trinité immuable*, et la politique, n'apprécient pas de même!...

La suppression de part est absolument l'inverse de *la supposition de part*. Dans celle-ci, une femme, après avoir simulé une grossesse et un accouchement, montre à son époux et à ses proches un enfant qu'elle n'a point porté dans son sein : sans outrager la nature, comme dans la suppression, la femme commet au moins un mensonge, une fraude grave dans la substitution, et surtout dans la supposition de part; elle blesse la justice qui règle les droits des citoyens; elle compromet les intérêts d'une famille, parce qu'elle y change l'ordre de succession établi par les lois, et qu'elle en donne furtivement la fortune à un étranger...

Enfin, et dans des positions plus élevées, dans certaines circonstances politiques, qui oserait soutenir qu'une pareille fraude n'a *jamais* été commise? Que de *branches cadettes* ont pu être ainsi écartées pendant long-temps ou à jamais de la couronne?... Dans les ménages et les familles, et jusque sur les trônes, les *grands intérêts* individuels, de famille et de dynastie, peuvent enfanter de *grandes fictions*...

J'ai dit que divers motifs pouvaient engager une fille ou une femme à prétexter l'état de grossesse et à simuler un accouchement; je vais les indiquer rapidement : il sera facile à chacun de faire entrer dans ce cadre ceux qui auraient échappé à mon attention. De la part d'une jeune fille, le désir de hâter le moment d'une union promise, d'obtenir le consentement de ses parens, d'exploiter à son profit quelques relations antérieures avec un jeune homme riche, de gagner les alimens accordés aux enfans naturels, de nuire à la réputation d'un amant infidèle ou à son union projetée avec une autre femme, etc., etc.; toutefois ces motifs, d'un intérêt médiocre, ne sont pas ceux qui pourraient donner le plus souvent lieu au délit de supposition de part. La position d'une femme mariée nous en présente de bien plus importans : ici nous voyons le désir d'écarter des collatéraux dans une succession, de nuire aux héritiers du mari en les frustrant d'une fortune sur laquelle ils comptaient, de fournir en justice, au moment d'une demande en divorce ou séparation de corps et de biens formée par le mari, la preuve d'une réconciliation par l'état de grossesse ou le fait d'un accouchement.

Dans ces différens cas, et dans toutes les positions ci-après indiquées, une femme sans enfans, et dont la fortune et la position brillante vont s'évanouir à la mort de son mari, est portée à simuler la grossesse et l'accouchement, et à encourir, dans le monde et devant la justice, les chances du délit de supposition de part.

Parmi les principales circonstances dont il s'agit, on peut citer celles où se trouve une femme sans enfans, qui touche à l'âge critique et pressent la fin très-prochaine de son mari ; celle qui aurait un intérêt majeur à présenter un enfant d'un sexe plutôt que d'un autre, ou qui, réellement enceinte lors du décès de son mari, viendrait à accoucher accidentellement d'un enfant mort ou non viable : dans ce cas, elle pourrait adopter et produire un enfant étranger bien constitué, ou même, quelques jours après le premier accouchement réel, simuler un second accouchement *par superfétation*... et alors présenter un enfant viable. L'épouse stérile, ou celle qui n'a pas encore pu devenir mère, peut chercher à éviter les reproches de son mari, à rentrer dans ses bonnes grâces, en lui procurant par illusion le plaisir de la paternité. Une femme qui se serait aperçue, ou que l'on aurait secrètement prévenue que, par suite d'un coup, d'une chute, d'une violence quelconque ou d'une maladie, le fruit qu'elle porte dans son sein n'est plus vivant, peut songer à simuler un accouchement, toutes les mesures étant, comme dans tous les autres cas, d'ailleurs prises, *avant le lever de la toile,* pour offrir un nouveau-né bien constitué. Une veuve qui ne serait devenue enceinte que depuis la mort de son mari, pourrait, avant le *trois-centième* jour de son veuvage, terme fatal de la loi pour les naissances légitimes, provoquer à temps l'avortement, et, au lieu d'un fœtus non viable, présenter un enfant à terme et bien constitué. Enfin la femme séparée de fait de son mari depuis quelque temps, et éloignée du domicile conjugal, ne pourrait-elle pas, dans l'intention d'obtenir des secours, ou d'amener son mari à une réconciliation, prétexter une grossesse et simuler un accouchement?

DEUXIÈME PARTIE.

Organisation du conduit vulvo-utérin; circonstances qui indiquent de quels degrés de dilatation cette cavité est susceptible, tant dans l'ordre naturel que dans l'état pathologique.

Le conduit vulvo-utérin, canal membraneux, cylindroïde, comprimé de devant en arrière, placé au centre du détroit inférieur du bassin, entre la vessie, en avant, et la partie inférieure du rectum, en arrière, ouvert en bas au milieu de la vulve, et entourant en haut le col de l'utérus, est long de six à huit pouces, légèrement courbé sur lui-même, un peu plus étroit à ses deux extrémités qu'à sa partie moyenne; un tissu cellulaire assez dense unit ce conduit à la vessie, à l'urètre, au rectum.

La cavité du vagin, lubrifiée par un mucus plus ou moins abondant, est dilatée en raison du nombre des accouchemens et de la fréquence du coït. Ce canal est plus long et moins large chez les filles que chez les femmes; les rides qu'on y remarque sont susceptibles, par leur déplissement, de lui faire acquérir un développement considérable, surtout chez les femmes qui ont déjà eu des enfans.

Je dois me borner à rappeler la forme, les dimensions, la composition et la très-grande extensibilité du vagin, sans faire la description des autres organes de la génération.

Après avoir parlé de l'extensibilité naturelle du vagin, il est important de noter, parmi les causes de relâchement et de dilatation de cette partie, certaines maladies propres au sexe, telles que la leucorrhée habituelle, le catarrhe utérin chronique, l'aménorrhée avec chlorose, l'abaissement, la descente ou la chute de la matrice, les fistules recto-vaginales, et plus particulièrement des polypes, des tumeurs squirrheuses, cancéreuses, fibreuses, développées sur le col utérin ou dans le vagin; les abcès de cette partie, ses grands relâchemens et la perte de sa contractilité, à la suite d'accouchemens longs, difficiles, qui auraient nécessité de longues manœuvres et l'emploi des ferremens; enfin l'influence d'un tempérament lymphatique, d'une constitution molle et faible, d'une santé débile.

On a vu des tumeurs humorales et cancéreuses formées dans le vagin, l'hydropisie périnéale remplir et dilater cette cavité, en distendre énormément les parois et boucher la vulve. Quelquefois, dit M. le professeur *Capuron*, on a trouvé le col utérin si volumineux, que *le museau de tanche égalait la grosseur du poing et occupait le vagin entier*.

Cette dilatation est encore favorisée par l'usage fréquent des injections chaudes, émollientes, des bains entiers ou de siége; le tamponnement du vagin, indiqué dans certaines affections, surtout dans la métrorrhagie, quelle qu'en soit la cause productrice (et à part les inconvéniens et les avantages attachés à cette méthode), dispose éminemment au relâchement de cet organe.

Certaines manœuvres chirurgicales, pratiquées hors le temps de l'accouchement et même de la grossesse, montrent encore jusqu'à quel degré étonnant le vagin est promptement et facilement dilatable; ainsi, pour certaines opérations, telles que la ligature des vaisseaux sanguins, après l'essai infructueux du tamponnement et des styptiques les plus énergiques, *le poing tout entier* du chirurgien s'introduit dans le vagin, *le spéculum dilatatoire* y pénètre sans l'emploi préliminaire d'autres moyens dilatans.

Nous rappellerons en passant le fait de cette femme qui, égarée et entrainée par un extravagant désir, s'était introduit dans le vagin un pot à pommade que M. *Dupuytren* fut fort surpris d'y trouver. Je ne parlerai point ici des moyens monstrueux auxquels peut avoir recours une imagination lubrique et désordonnée; il suffit de mentionner en général l'introduction aussi imprudente qu'immorale de corps étrangers très-volumineux.

Saviard parle d'un rétrécissement extrême du vagin qui n'aurait pas admis une plume d'oie : la femme devint enceinte après onze ans de mariage, et *dès le cinquième mois* de sa grossesse, le vagin commença à s'élargir et à se dilater graduellement jusqu'au terme de l'accouchement, qui fut heureux. (Hist., p. 37, 1712.) Une dame de Brest, dont le vagin n'aurait pas pu admettre un tuyau de plume à écrire, devint enceinte, et accoucha, après *trois heures seulement de douleurs, d'un enfant gros et fort.*

Le vagin peut donc, sans se rompre, passer promptement d'une étroitesse extrême à un degré considérable de dilatation.

Leblanc, chirurgien d'Orléans, communiqua à l'Académie de chirurgie l'observation du fait suivant : « En janvier 1734, il vit, chez une femme *non enceinte*, un renversement de matrice survenu dans une perte de sang, et présentant *une masse grosse comme la tête d'un enfant de six à sept mois. La réduction eut lieu*, et la femme, parfaitement rétablie, eut depuis plusieurs enfans. » (Précis d'opérations de chirurgie, t. 1er, p. 359.)

Herbiniaux raconte que dans un cas de polype utérin, il opéra le renversement de la matrice, saisit avec un petit forceps *un polype extrêmement dur et de la grosseur du poing*, et, par des tractions ménagées, essaya de le faire descendre jusqu'aux nymphes ; n'ayant pu lui faire franchir la vulve, il y établit la ligature, puis amputa la tumeur au-dessous du lien.

Baudelocque rapporte qu'une femme ayant un polype *solide, volumineux*, qui remplissait toute la cavité pelvienne, en fut débarrassée par le procédé de la ligature ; au douzième jour, *toute la masse* polypeuse, sphacélée, sortit du vagin : *elle pesait trois livres*...

Ces observations confirment la possibilité d'une grande dilatation du vagin hors le temps de la grossesse et de l'accouchement. Cette opinion se trouve encore justifiée par l'existence des polypes du vagin, qui, quoique assez rares, peuvent se développer sur l'un ou l'autre des divers points de ce canal : ils ont une consistance dure, et présentent presque toujours une forme globuleuse, un pédicule étroit ou une base large ; ils peuvent devenir très-gros, sans cependant incommoder beaucoup la femme. La même observation s'appliquera aux polypes utérins, qui, après avoir dilaté le col de l'utérus, descendent dans le vagin, d'où ils peuvent sortir et paraître à la vulve lorsque déjà ils ont un volume considérable.

Mais une autre preuve confirmative de l'idée que j'ai émise, et qui, selon moi, donne plus de valeur encore aux nombreuses considérations dans lesquelles je suis entré, est celle-ci : Je laisse parler M. le professeur *Orfila* (p. 199, 1re partie, Ier vol., Méd. légale. 1823). « On admettra facilement que l'embryon peut périr dans l'utérus, et n'être expulsé qu'au bout d'un certain temps ; les débris de ce corps organisé continueront à recevoir du sang, se développeront et pourront finir par produire *une masse d'un volume considérable*..... Si l'expulsion du jeune embryon n'a lieu que longtemps après sa mort, et que ses débris aient *continué à s'accroître*, au lieu d'une poche transparente, ce sera *une masse d'apparence charnue*, *d'un tissu semblable au placenta*, dans laquelle on rencontrera quelquefois des *kystes hydatiques*. *Sa ressemblance avec le placenta* sera d'autant plus grande qu'elle aura séjourné moins longtemps dans l'utérus après la mort de l'embryon. On en a vu qui étaient de *la grosseur du poing*, et qui pesaient d'*une à deux onces*, tandis que d'autres offraient *le volume d'une tête d'adulte*, et *pesaient jusqu'à quarante onces*... Ces différences dépendent particulièrement de la durée du séjour dans l'utérus, qui varie depuis *deux* jusqu'à *quatorze mois*. Les auteurs qui ont annoncé que ce séjour pouvait être de plusieurs années ont évidemment confondu la masse dont nous parlons avec d'*autres tumeurs*. »

J'appuie sur cette citation parce que les faits

qu'elle exprime prouvent que *le vagin, même hors le temps de la grossesse et de l'accouchement, peut se laisser distendre au point de livrer passage à une masse beaucoup plus considérable qu'un délivre.*

Il me reste maintenant à parler de quelques corps étrangers qui séjournent ou que l'on peut introduire dans le vagin, comme moyens *dilatans*, *compressifs* ou *contentifs*. Parmi les moyens plus particulièrement *dilatans* : 1° l'éponge préparée, roulée en cylindre, susceptible d'acquérir par l'humidité un volume très-considérable ; 2° une vessie plus ou moins gonflée d'air ou d'un liquide ; 3° une canule creuse de gomme élastique ; 4° l'emploi successif de plusieurs spéculum dilatatoires gradués ; 5° la charpie molle, façonnée en bourdonnets ou en bondon, dans le cas de tamponnement.

Mais de tous les corps dont la thérapeutique chirurgicale conseille l'emploi comme moyen *contentif*, il n'en est pas de plus propres à exciter l'étonnement, et à donner l'idée des degrés les plus extrêmes de dilatation et de capacité vaginale, que *certains pessaires* de dimension vraiment *gigantesque*. Fixons un instant notre attention sur les usages, les formes, le volume et la matière de ces corps, employés pour maintenir la matrice dans le cas de prolapsus.

Le pessaire (*pessarium*, *petite pierre*) fut long-temps composé de liége trempé dans de la cire, d'or, d'argent, d'étain, de plomb, de buis, de bois de tilleul, d'ivoire, et enfin de gomme élastique : ce dernier est le plus convenable et le plus généralement employé. Le pessaire se distingue, quant à sa forme, en rond, ovale, ovoïde, à boule, à bondon, à bilboquet, à tige, à pivot ou à pétiole, en cuvette, en 8 de chiffre, en anneau avec ou sans tige, etc., etc. Le volume de ces corps est variable, et relatif à l'ouverture des parties génitales et à la dilatation du vagin, laquelle est telle quelquefois, qu'on est obligé de donner aux pessaires de très-grandes dimensions qui sortent tout à fait de la mesure commune. M. *Ronsil*, bandagiste des hôpitaux de Paris, en a montré qui ont *trois pouces de diamètre*; j'en ai vu *de plus grands encore*.

Ces corps sont depuis très-long-temps employés; les anciens se servaient de pessaires de soie, de coton, de laine, de charpie, de linge roulé, entourés d'un long fil; puis on employa la gomme, la cire, les résines : ces pessaires, plus ou moins volumineux, étaient appliqués dans le vagin ou sur le col de l'utérus; ils servaient à y porter diverses substances médicamenteuses, et sous ce rapport, les anciens avaient leurs pessaires *émolliens*, *astringens* et *apéritifs*, selon qu'ils étaient employés dans des cas d'inflammation ou d'ulcération du col utérin ou du vagin, de leucorrhée, d'hémorrhagies utérines, de relâchement de la matrice ou de ses ligamens, ou bien de suppression ou de retard des règles, de resserrement de l'orifice du vagin ou du col de l'utérus.

Les femmes s'habituent graduellement à l'usage des pessaires. D'abord la présence de ces instrumens est très-incommode ; la pression qu'ils exercent sur le rectum et sur la vessie détermine le ténesme et de fréquentes envies d'uriner ; mais bientôt les parties s'accoutument à la présence du corps étranger, et les malades peuvent marcher et vaquer à toutes leurs occupations ordinaires.

A toutes ces considérations, qui auraient pu suffire à ma conviction, j'ai voulu joindre quelques expériences décisives pour la question qui nous occupe : en conséquence, j'ai introduit un placenta frais et son cordon dans le conduit vulvo-utérin chez *douze* sujets livrés aux dissections, et parmi lesquels six avaient eu un plus ou moins grand nombre d'enfans. Après ce premier résultat satisfaisant, je ne tardai pas à trouver l'occasion de renouveler *sur le vivant* cette même expérience : chez *six* femmes, dont *deux* enceintes de *deux à cinq mois*, j'ai pu introduire, à l'aide d'un spéculum à dilatation graduée, un placenta frais, avec le cordon qui avait été lié au-dessus de l'endroit de la section, afin qu'il ne pût se désemplir de l'eau tiède que j'y avais injectée. Cette opération, dont les femmes (celles qui se rendent le soir dans les cours d'accouchemens pour servir à la pratique du toucher) ne se sont aperçues autrement que par l'introduction du spéculum, a été *chez toutes* beaucoup plus facile et plus prompte que je ne l'aurais d'abord imaginé avant l'expérience. Chez l'une de ces femmes, le spéculum ayant été retiré avec précaution, le placenta resta engagé et fut retenu pendant six heures dans le conduit vulvo-utérin. Cette femme consentit d'autant plus volontiers à cette expérience, qu'elle n'avait rien de dangereux et qu'il n'en résultait qu'un malaise fort supportable et provenant de la présence du placenta et de la dilatation du vagin.

Avant de terminer ce chapitre, il me reste à parler d'abord du placenta et de son cordon, et ensuite à les comparer, quant à leur volume, aux différens corps que nous avons vus introduits ou séjourner dans le vagin; puis la conclusion se déduira tout naturellement.

Du placenta.

Le placenta (*placenta, gâteau*), organe spongieux, vasculaire, celluleux, pesant, aplati, circulaire ou oblong, insensible ainsi que ses membranes et le cordon ombilical, établit la communication de la mère au foetus pendant la vie intra-utérine, et adhère d'une part à la cavité de l'utérus, et de l'autre communique avec le fœtus par un prolongement appelé *cordon ombilical*.

Au terme de l'accouchement, le placenta a douze à quinze lignes d'épaisseur à son centre, et un peu moins vers ses bords; son diamètre est de sept à huit pouces, sa circonférence est de vingt-un à vingt-quatre pouces : il est alors beaucoup plus petit que le fœtus; le contraire a lieu dans le commencement de la grossesse. Nous ne nous occuperons point des principales variétés qu'on y remarque, et qui sont relatives à sa couleur, à sa forme, au lieu de son implantation, etc., etc.

Quant au *cordon ombilical*, il ne peut ajouter que peu de chose au volume du placenta.

Il serait inutile, pour le sujet que je traite, de m'arrêter plus long-temps aux annexes du fœtus, et surtout de parler de l'eau de l'amnios, de la membrane de ce nom, de la membrane caduque ou épichorion, du chorion, de la vésicule ombilicale, de l'allantoïde, de l'ouraque, etc.

Si l'on se rappelle, d'une part, tous les corps que nous avons cités (*produits accidentels ou morbides, ou instrumens mécaniques*), qui ont pu traverser le vagin, y séjourner, en sortir, ou y être introduits du dehors; et de l'autre, si l'on compare leur poids, leur volume, leurs dimensions, à ceux d'un délivre, on sera forcé de tirer cette conclusion : qu'*il est possible de faire entrer dans le vagin, hors le temps de l'accouchement, un placenta avec le cordon ;* à moins qu'on ne veuille s'exercer à soutenir que ces deux derniers corps ne sauraient pénétrer là où ont été contenus le poing tout entier du chirurgien, des tumeurs de diverse nature et des polypes énormes, des spéculum dans lesquels on a placé un délivre, d'immenses pessaires, de vastes canules de gomme élastique, l'éponge préparée, la quantité vraiment extraordinaire de charpie que réclame quelquefois le tamponnement, enfin des débris de fœtus dont le poids peut surpasser deux livres, et le volume égaler celui d'une tête d'adulte !...

TROISIÈME PARTIE.

États morbides qui, chez une femme qui veut en imposer, peuvent faire supposer la grossesse. — Quelques stratagèmes mis en usage pour découvrir la fraude. — Règles à suivre et moyens d'investigation pour éviter la méprise ou reconnaître la supercherie.

La grossesse est, selon la définition exacte et précise de M. *Orfila*, l'état d'une femme qui a conçu, limité par l'instant de la conception, qui le commence, et par celui de l'accouchement, qui le termine.

Un des points les plus essentiels, et peut-être les plus difficiles en pratique, dit M. *Capuron*, est de bien reconnaître la grossesse, quand elle existe, pour la distinguer de toutes les affections pathologiques qui peuvent la simuler. Quelle habitude, quelle prudence, et même quelle sagacité circonspecte et soupçonneuse l'homme de l'art ne doit-il pas avoir pour éviter la méprise ou l'erreur, et quelquefois même les piéges qu'on lui tend!

Passons en revue les divers états pathologiques, accidentels ou contre nature, qui peuvent simuler la grossesse. Il arrive souvent que des femmes éprouvent la plupart des signes équivoques de la grossesse, sans pourtant être enceintes : on en a vu qui disaient sentir les mouvemens de l'enfant, et chez lesquelles la menstruation était supprimée depuis plusieurs mois; les seins tuméfiés laissaient suinter un liquide laiteux; l'expansion de l'abdomen était considérable, la matrice plus volumineuse, son col assoupli, effacé, entr'ouvert. Cet ensemble de phénomènes, désigné sous le nom de *grossesse apparente*, reconnaît pour cause l'un ou l'autre des états suivans, savoir : 1° la tympanite utérine, ou, pour ceux qui ne l'admettent pas, la distension des intestins par des collections de gaz ; 2° la présence d'hydatides, et surtout d'acéphalocystes, dans l'utérus, ou l'hydrométrie vésiculeuse; 3° l'hydrométrie, les masses d'hydatides dans la matrice ; 4° l'hydropisie ou les tumeurs des ovaires et des trompes ; 5° l'engorgement chronique de l'utérus ; 6° les corps fibreux, charnus, fibro-cartilagineux ou osseux de la matrice, corps dont le volume varie depuis celui d'une lentille jusqu'à celui de la tête d'un adulte : on en a vu du poids de vingt-quatre livres ; 7° les polypes mous ou vésiculeux ; 8° l'ascite, les tumeurs du mésentère, la tympanite intestinale ; 9° la rétention dans l'utérus du sang qui devait sortir par le vagin ; 10° le séjour d'un délivre ou des débris d'un fœtus restés dans la matrice ; 11° la grossesse apparente, nerveuse, ou l'état d'une femme, ordinairement hystérique, qui, sans être enceinte, présente presque tous les signes de la grossesse, et dit même sentir remuer le fœtus entre le quatrième et le cinquième mois ; 12° enfin un état spasmodique des intestins et de la matrice peut simuler les mouvemens actifs du fœtus. Tels sont les divers états dont le diagnostic se confond avec celui d'une grossesse commençante ou avancée, et qu'une femme, guidée par l'intérêt, la cupidité ou le désir de nuire, peut chercher à exploiter à son profit. Ce sont ces mêmes circonstances qui, en favorisant jusqu'à un certain point les projets d'une femme qui se dit enceinte, constituent des cas difficiles, obscurs, douteux, et quelquefois fort embarrassans; c'est alors qu'un examen attentif et détaillé est nécessaire, et que, surtout dans des cas suspects, il ne faut négliger aucun moyen d'investigation pour arriver à connaître la vérité.

Nous n'indiquerons point ici les divers signes caractéristiques de la vraie grossesse; on les trouve mentionnés dans tous les traités d'accouchemens : nous dirons seulement qu'il faut se rappeler que la grossesse peut être utérine ou extra-utérine; que la première est simple, composée ou compliquée, et qu'il existe, comme nous venons de le voir, diverses maladies qui peuvent la simuler.

Je dois insister sur les circonstances qui peuvent simuler la grossesse, parce que je pense qu'une femme ne songera guère à simuler l'accouchement si elle n'a pu, par quelques moyens, et pendant trois ou quatre mois, faire croire à l'existence d'une grossesse.

Il est des circonstances bien propres à jeter de la confusion et de l'obscurité dans la détermination des signes de la grossesse. Les femmes qui ont eu plusieurs enfans sont principalement disposées, vers leur quarantième année, aux excroissances ou fongosités utérines appelées *polypes;* bientôt, chez celles qui en sont affectées, le cours des règles est troublé; la femme devient sujette à des pertes plus ou moins abondantes et irrégulières; les mamelles, sympatiquement excitées, se gonflent, et ce signe, joint au sentiment de pesanteur que la malade éprouve, peut en imposer pour un commencement de grossesse. Le polype agit en effet sur l'utérus de la même manière que le produit de la conception ; à mesure qu'il grossit, il dilate le corps, puis le col de la matrice, surmonte la résistance de son orifice, se prolonge dans le vagin, et sort quelquefois tout-à-coup à l'occasion d'un effort... En général, le diagnostic, souvent équivoque, des polypes fongueux ou fibreux encore contenus dans l'utérus, simule celui d'une fausse grossesse : en effet, la matrice est plus volumineuse et plus pesante que de coutume ; quelquefois le col utérin se trouve effacé, et l'exploration de l'abdomen y fait découvrir une tumeur qui peut monter jusqu'au niveau de l'ombilic.

N'oublions pas que, dans quelques cas, les signes que fournit le toucher, dans les quatre premiers mois de la grossesse, ne sont souvent d'aucune valeur positive et réelle, et qu'alors tout peut être encore incertitude et obscurité. En effet, les nombreux signes dits *de grossesse* peuvent avoir pour origine des affections morales, un dérangement dans la menstruation, un état pathologique de la matrice ou de ses annexes, comme nous l'avons déjà fait observer, et une infinité d'autres causes, telles qu'un état spasmodique nerveux du bas-ventre, une irritation gastrique ou vermineuse, etc., etc. — Des tumeurs utérines dures, anguleuses, libres et flottantes dans l'abdomen, adhérentes au péritoine par de longs pédicules, n'ont-elles pas simulé les mouvemens actifs du fœtus? Une tumeur anévrismale située dans le voisinage du bassin ne pourrait-elle pas simuler, par ses battemens, ceux qui sont propres au cœur d'un fœtus? Combien de circonstances ne peuvent-elles pas venir déranger la certitude que doit fournir le toucher !... Le ballottement et le mouvement actif du fœtus, regardés comme les signes les plus certains de grossesse, ne doivent pourtant pas suffire d'une manière absolue; car, même avec l'habitude du toucher, on peut encore se faire illusion. Nous avons vu que des tumeurs libres et flottantes avaient simulé le mouvement d'un fœtus, et qu'une tumeur anévrismale pouvait bien en imposer pour les battemens du cœur... De même, le défaut de mouvement actif du fœtus ne doit pas faire prononcer qu'il n'y a point grossesse. Une femme qui aurait un squirrhe ou une tumeur fibreuse de la matrice pourra présenter à la main de l'accoucheur un corps dur et arrondi ressemblant au globe utérin après l'accouchement.

Telle jeune fille est elle d'âge à pouvoir concevoir? Telle femme est-elle enceinte? Une femme peut-elle ignorer constamment sa grossesse? Est-il possible qu'elle accouche sans le savoir? Doit-on admettre la superfétation? Telles sont les diverses questions légales que la justice peut poser au médecin et soumettre à son examen et à sa décision : quelques-unes d'entre elles, quoique fort simples en apparence, sont souvent hérissées de difficultés dont plusieurs même peuvent rester insolubles pendant un certain temps, et exiger un nouvel examen ultérieur; car dans le doute, il est toujours plus sage de renvoyer à un nouvel examen, après un certain temps, que de prononcer. Pour s'éclairer dans ces questions, on doit savoir et se rappeler que, dans nos climats, la femme possède le plus ordinairement la faculté de concevoir depuis l'âge de quinze ans jusqu'à celui de quarante à quarante-cinq ans. Mais que d'exceptions à cette règle!... Ne sait-on pas qu'une jeune fille de onze ans et demi devint enceinte, que d'autres conçurent avant d'avoir été réglées? et d'une autre part, on n'ignore pas que des femmes ont pu concevoir passé l'âge de soixante ans. On ne peut donc rigoureusement limiter la possibilité de la conception dans un temps déterminé. Quant à la question de savoir si une femme peut ignorer constamment sa grossesse, M. *Orfila* cite trois cas de ce genre. Enfin on sait qu'une femme, dans certains cas, peut accoucher sans le savoir, et que la superfétation est maintenant admise.

Les changemens que la grossesse et l'accouchement apportent dans le vagin et les parties qui constituent le passage, dans le corps et surtout dans le col de l'utérus, quoique constans et faciles à apprécier par le toucher, ne suffisent pas pour assurer avec certitude que la femme est récemment accouchée; car la tuméfaction et la rougeur des grandes lèvres, la contusion, la déchirure de ces parties, ainsi que de la fourchette, l'amplitude du vagin, la dilatation de l'orifice utérin, sa mollesse, ses déchirures, une ouverture assez ample pour permettre d'y introduire un ou deux doigts, et pour les porter jusque dans la cavité utérine, peuvent être la suite de corps volumineux contenus dans l'utérus, et qui auraient été expulsés, aussi bien que de l'accouchement. L'absence de ces changemens est bien un signe certain qu'il n'y a point eu d'accouchement récent, mais leur présence n'est qu'un signe fort douteux d'accouchement, puisque des corps étrangers chassés de l'utérus, ou introduits du dehors dans le vagin et jusque dans le museau de tanche, peuvent produire des changemens entièrement semblables. L'embonpoint de certaines femmes peut empêcher de déterminer au juste quels sont le volume et la situation de l'utérus même après l'accouchement;

l'existence de varices aux membres inférieurs, d'œdème, d'hémorrhagie utérine, se présentant chez une femme, pourraient induire en erreur, et amener à croire à un accouchement récent, ou au moins à faire présumer qu'il y a eu grossesse, surtout si la femme, ayant eu déjà plusieurs enfans, porte des échancrures au col utérin, des stries luisantes à la peau de l'abdomen, et si la diminution de l'embonpoint ou l'évacuation du liquide, dans le cas d'ascite, ont formé ou augmenté les rides des tégumens de l'abdomen.

Le praticien consulté doit avoir bien présens à l'esprit tous les changemens de situation, de forme, de volume, de texture, de propriétés que l'utérus, ses annexes et les parties environnantes peuvent éprouver pendant la gestation et après l'accouchement... Il doit s'informer si la femme est primipare ou si elle a eu plusieurs enfans; enfin l'accoucheur ne peut pas, dans les circonstances difficiles, tenir une conduite conforme aux règles de son art, sans avoir préalablement déterminé, au moins par le toucher, l'état des parties génitales, la situation du fœtus, si la femme dit être enceinte et bientôt à terme; l'état du col, de l'orifice et du corps de l'utérus, celui du vagin, de l'abdomen et des mamelles, si elle prétend être accouchée tout récemment. Sans cet examen approfondi, le seul qui ne soit pas illusoire, en général le médecin reste incertain et ne peut consciencieusement prononcer sur l'état de la femme.

L'énumération de tous les usages diagnostiques du toucher serait trop longue et m'écarterait de mon sujet; je dirai seulement que dans la médecine en général, et dans l'art des accouchemens en particulier, aucune opération n'est d'une importance aussi grande, et ne peut présenter plus de difficultés, même à celui qui n'a rien négligé pour acquérir l'habitude nécessaire pour éviter les méprises dans lesquelles on peut tomber en un grand nombre d'occasions.

Qu'il me soit permis d'indiquer ou plutôt de dévoiler à tous les stratagèmes qu'une femme rusée et persévérante, et soutenue par un grand intérêt, peut mettre en usage pour simuler la délivrance.

On sait que chez certaines femmes, le coït, pendant la grossesse, est une cause qui amène infailliblement l'avortement : une femme qui se dit enceinte peut donc engager son mari à ne point s'approcher d'elle et à s'isoler pendant tout le temps de la fausse gestation, dont les apparences deviendront, par ce moyen, beaucoup plus faciles à maintenir. Celle qui est parvenue à faire croire pendant tout le temps convenable qu'elle est enceinte, profitera, pour simuler avec moins d'embarras l'accouchement, de l'époque de la menstruation, de l'occasion d'une perte utérine naturelle ou provoquée, ou de l'écoulement du sang provenant de quelques piqûres de sangsues portées sur le col utérin; pour se soustraire à des visites trop nombreuses ou à des visiteurs trop clairvoyans, elle quittera la ville, se retirera à la campagne, où elle ne se fera accompagner et servir que par une ou deux personnes affidées; ou, dans d'autres circonstances, elle viendra incognito dans une ville étendue et populeuse, dans une capitale, et y restera pendant le temps des prétendues couches; on profitera d'une absence du mari ou des proches; on pourra, s'il le faut, et sous divers prétextes, prolonger cette absence; décidée à courir toutes les chances de la supposition de part, la femme engagera dans ses intérêts et initiera dans son mystérieux dessein une ou deux personnes qui seront chargées de trouver une nouvelle accouchée, un nouveau-né bien constitué, et un délivre venant d'être extrait. Si l'on songe au grand nombre de femmes qui exposent ou abandonnent leurs enfans sans conserver l'espoir de les revoir ou de les retrouver jamais, on pensera qu'il ne doit pas être très-difficile de décider une mère à renoncer à son enfant, dont l'avenir sera assuré, et auprès duquel elle pourra rester comme nourrice, etc... La fausse mère et la véritable seront enchaînées par les mêmes motifs de discrétion.

Toutes les mesures indiquées étant prises, et la fausse mère voulant donner à son prétendu accouchement plus d'authenticité, pourra, si elle a de l'audace et de l'assurance, faire appeler une sage-femme, un officier de santé ou un docteur, leur déclarer qu'elle vient d'accoucher de l'enfant présent auprès d'elle, que la section du cordon vient d'être faite, et qu'elle sent que le délivre est arrivé dans le vagin ou paraît à la vulve. Dans la plupart des cas de ce genre, et lorsqu'aucun accident ne survient, on néglige presque toujours, à tort sans doute, d'examiner la femme dans le seul but de s'assurer si elle est réellement accouchée.

Nous ne reviendrons point ici sur les moyens qui auraient pu être mis en usage pour opérer la dilatation du vagin; quant au délivre, introduit adroitement, l'accoucheur appelé ne pourra, dans un examen fait sans arrière-pensée, y découvrir un fait matériel de supercherie.

Il sera facile de donner au sang qui s'écoule l'odeur caractéristique et *sui generis* des lochies sanguinolentes, en tenant au fond ou à l'entrée du vagin une petite vessie pleine ou une éponge fine imbibée des lochies d'une nouvelle accouchée.

D'ailleurs, le *gravis odor puerperii* ne pourrait-il pas être imité par quelque combinaison chimique?... Que l'on n'objecte pas sérieusement le dégoût naturel que doit provoquer l'emploi de ces moyens... Rien n'est invincible pour quiconque est entraîné par un motif dominant.

Les seins, recouverts de linge ou de ouates de coton, seront arrosés et humectés de lait de femme; le ventre déjà recouvert de serviettes, sera entouré soigneusement d'un bandage de corps.

Chez une femme qui aurait des flueurs blanches, les lochies laiteuses ou purulentes seraient faciles à imiter. La fièvre, qui pourra être prise pour la fièvre de lait, sera excitée par l'ingestion d'une forte infusion de café, d'une boisson alcoholique, d'une potion stimulante, etc., etc. Au reste, on sait que la fièvre de lait n'est point un phénomène constant de l'accouchement. La présence du lait aux mamelles, considérée isolément, ne peut être regardée comme preuve d'un accouchement récent; d'un autre côté, on sait encore que certaines femmes ont les seins très-volumineux, et que chez quelques-unes, il suinte habituellement des mamelons un liquide séreux ayant l'aspect du lait.

C'est ici le lieu de rappeler quelques préceptes que tout praticien ne doit jamais perdre de vue: « On conçoit, dit M. *Capuron*, qu'une femme qui aurait déjà été mère pourrait produire quelque illusion, et tromper des experts qui ne l'auraient examinée que superficiellement... » J'ai fait voir que quelquefois l'illusion pouvait être complète, et jeter l'observateur attentif et éclairé lui-même dans un grand embarras et dans des difficultés réelles. Passé les premiers jours, les traces d'un accouchement récent disparaissent entièrement, surtout chez une femme robuste. Ainsi donc, plus on diffère la visite d'une femme présumée récemment accouchée, moins il est facile d'éclairer les juges. Celle qui est soupçonnée et accusée de s'être rendue coupable du délit de supposition de part doit être examinée *aussitôt* qu'elle montre l'enfant dont elle suppose avoir été enceinte et être accouchée.

S'il est difficile, et impossible même, après quelques jours, de retrouver et de constater les signes d'un accouchement réel, de quelle obscurité ne sera pas entouré l'examen fait, après plusieurs jours, chez une femme accusée de supposition de part, et qui prétendrait être accouchée!...

Il est donc prudent de ne *jamais* négliger de pratiquer le toucher immédiatement après l'accouchement : sans ce moyen exploratif, l'accoucheur expose la femme à se trouver sans secours prompts et efficaces contre des accidens plus ou moins formidables qui peuvent survenir après la délivrance.

Disons aussi que la délivrance offre de nombreuses variétés qui ne doivent pas être oubliées du praticien. Il serait superflu de rappeler ici la forme, la consistance et la position que prend l'utérus après l'accouchement.

Toujours, après la délivrance, on devra faire un examen attentif et complet de l'arrière-faix, qu'il soit venu en entier ou en plusieurs parties, que l'on rapprochera; le médecin-accoucheur devra, dans tous les cas, se faire présenter le délivre si quelques personnes disaient l'avoir écarté ou jeté... Ensuite il procédera à la visite de la femme, tiendra compte, sans en oublier une seule, des nombreuses circonstances que nous avons déjà indiquées, et de tous les signes connus d'un accouchement récent; il aura soin de ne point faire paraître d'abord les soupçons qui pourraient s'élever dans son esprit; ensuite, si ces soupçons se trouvaient grandement confirmés, il adresserait séparément, à la femme et aux personnes qui l'ont servie et entourée pendant sa grossesse et durant l'accouchement et le temps des couches, une série de questions qui devront s'enchainer et être posées de manière à découvrir la vérité par l'embarras, l'hésitation ou les contradictions qu'elles pourront occasioner chez les personnes interrogées, soit qu'elles aient connaissance ou qu'elles soient complices de la fraude.

Toutefois la délicatesse exige, pour ne point compromettre légèrement et à tort la réputation d'une femme, que le médecin appelé par elle ou par ses proches ne divulgue point d'abord les soupçons qu'il a pu concevoir : il devra annoncer à la femme ou à sa famille qu'il se présente un cas particulier pour lequel il réclame sur-le-champ l'assistance de plusieurs confrères qu'il désignera lui-même ; en cas de refus, le médecin expliquera les motifs qui lui donnent le droit d'exiger une consultation. Si, le même jour, la femme refusait de se soumettre à une nouvelle visite, l'autorité devrait en être instruite. C'est ainsi, je pense, qu'un médecin, placé dans cette pénible conjoncture, pourrait concilier la délicatesse de son ministère avec les devoirs de sa conscience et l'indépendance de son caractère.

C'est dans la consultation obtenue que le premier médecin appelé, et dont l'autorité se trouvera augmentée de l'assistance de ses confrères, devra, si les soupçons ne se trouvent point anéantis par un nouvel examen, s'enquérir de certaines circonstances, et poser plusieurs questions dont la solution servira beaucoup à découvrir l'innocence ou la culpabilité de la femme.

La difficulté serait levée, et tout soupçon détruit, si l'on découvrait, par l'existence de la membrane hymen, l'étroitesse extrême ou l'imperforation du vagin, l'absence de matrice, certains vices d'organisation du bassin, qu'il n'a pu y avoir ni grossesse ni accouchement ; si encore le mari était, par son âge, certaines maladies, infirmités ou causes physiques, impuissant, ou dans l'impossibilité d'avoir cohabité depuis dix mois avec sa femme, par le fait constaté d'une absence ou d'un plus ou moins grand éloignement.

Après l'emploi préalable de cette méthode d'exclusion, on devra s'informer de la position sociale, des goûts, de la moralité, des habitudes, des mœurs et du caractère de la femme, de ses proches et des personnes qui l'entourent et qui ont toute sa confiance, de ses rapports et de ses sentimens envers sa famille et celle de son mari; quelle est la position des deux familles; si quelque intérêt majeur est survenu; si le mari vient de mourir ou s'il est atteint d'une maladie incurable ou prochainement mortelle, ou frappé d'une aliénation mentale; quelles sont les conditions de son contrat de mariage, et quelles paraissent être ses intentions ou ses dernières dispositions pour sa femme; quelles sont toutes les circonstances, tant domestiques qu'extérieures, de la grossesse, de l'accouchement et des couches; quelles personnes ont servi, assisté ou délivré la femme; si un médecin, un officier de santé, une sage-femme ou une garde-malade ont été appelés, ce qu'ils ont observé... si l'accouchement a été facile, prompt, heureux; s'il n'est survenu aucune suite de couches, ni aucun accident pendant la grossesse ou l'accouchement; si la femme est accouchée seule et sans aucun témoin, et dans l'absence de son mari ou de ses proches ; si elle a quitté la campagne ou la province pour se rendre dans un pays étranger ou dans la capitale, où le mystère serait plus facile... si elle s'est informée de tout ce qui est relatif à la grossesse et à l'accouchement. Il ne sera pas inutile de s'informer si elle avait été toujours stérile avec d'autres maris ; si elle n'a jamais eu d'enfans ; quel est l'intérêt qui peut l'entraîner dans le délit de supposition de part. Enfin on pourra, mais sans se laisser prévenir, recueillir les bruits qui circuleraient et se rapporteraient aux soupçons déjà éveillés.

Ici ma tâche est finie... Sans doute ce sujet eût gagné à être développé par les *Orfila*, les *Adelon*, les *De Vergie*, et quelques autres professeurs qui, par l'autorité de leur savoir et de leur expérience, sont en position d'éclairer d'un seul jet de lumière toute question de médecine légale ; toutefois je pense que cette question était abordable, s'il est vrai que la médecine soit une république où chacun a le droit d'émettre son opinion motivée. J'ajouterai que je crois assez rares heureusement les cas de supposition de part dans les classes moyennes et inférieures de la société ; mais en les admettant, et en montrant du doigt les divers stratagèmes qui peuvent servir la fraude, je ne me montre pas par trop soupçonneux, et j'aime mieux avoir à m'occuper de ce *délit* que du crime et de l'affreuse question d'infanticide, de suppression ou d'abandon de part!...

Si je voulais donner un corollaire à cet opuscule; si mes loisirs me permettaient d'entrer dans des considérations politiques et sociales d'une haute portée, d'aborder un sujet hérissé de difficultés, mais palpitant d'intérêt, je mettrais la dernière main à un travail commencé, travail de patience et de recherches, mais dont les difficultés ne surpassent pas celles que les *Champollion* ont à vaincre... j'exhumerais certains souvenirs et certains faits de documens historiques tout poudreux; je fouillerais dans l'histoire, j'examinerais la filiation dans toutes les maisons princières et souveraines d'Europe : dans ces familles troublées par de si grands intérêts, dans ces dynasties exposées à plus de secousses et de bouleversemens que la famille du pâtre qui dort au pied d'un volcan; je compterais le nombre des enfans de chaque sexe; je rechercherais les époques de leur naissance, celles de leur mort accidentelle, violente, naturelle ou prématurée; j'examinerais les circonstances, les événemens coïncidens ou concomitans de leur naissance et de leur mort, dont j'analyserais les suites, les conséquences, par rapport à la famille, à la dynastie, à la marche des événemens ou au système politiques, *à la politique* en général, dont le dogme, les exigences, les nécessités ne sont pas toujours purs; et s'il est vrai que l'esprit de prévention parvient souvent à trouver ce que le doute a cherché, je dépouillerais, pour éviter l'erreur, tout esprit de partialité, et, même après mon travail, mon opinion, pour se former, attendrait celle du public.

FIN.

Indication des auteurs dont les écrits ont un rapport plus ou moins direct à la médecine légale touchant la grossesse ou les accouchemens.

Albert.
Ambroise Paré.
Adelen.
Augenius.
Baumer.
Belloc.
J. Bernt.
Bertin Bohn.
Bouvart.
Capuron.
De Vergie.
Gayot de Pitaval.
Fodéré.
Gassendi.
Guillemeau.
Henke.
Hotman.
Kergaradec.
Louis.
Ludwig.
Mahon.
Masius.
Meckel.
Orfila.
Petit.
Plenck.
Guestier.
Sprengel.
Sev. Pinœus.
Sikora.
Tagereau.
Teichmeyer.
Tessier.
Thrusten.
Vogel.
Zittman.

Et pour les autres auteurs, ouvrages ou mémoires concernant la médecine légale, consulter les traités et l'*Indication* de Ploucquet et de Baldinger.

www.ingramcontent.com/pod-product-compliance
Ingram Content Group UK Ltd.
Pitfield, Milton Keynes, MK11 3LW, UK
UKHW022140170726
13837UKWH00004B/1678

9 782329 253220